T$^{41}_{c}$
18

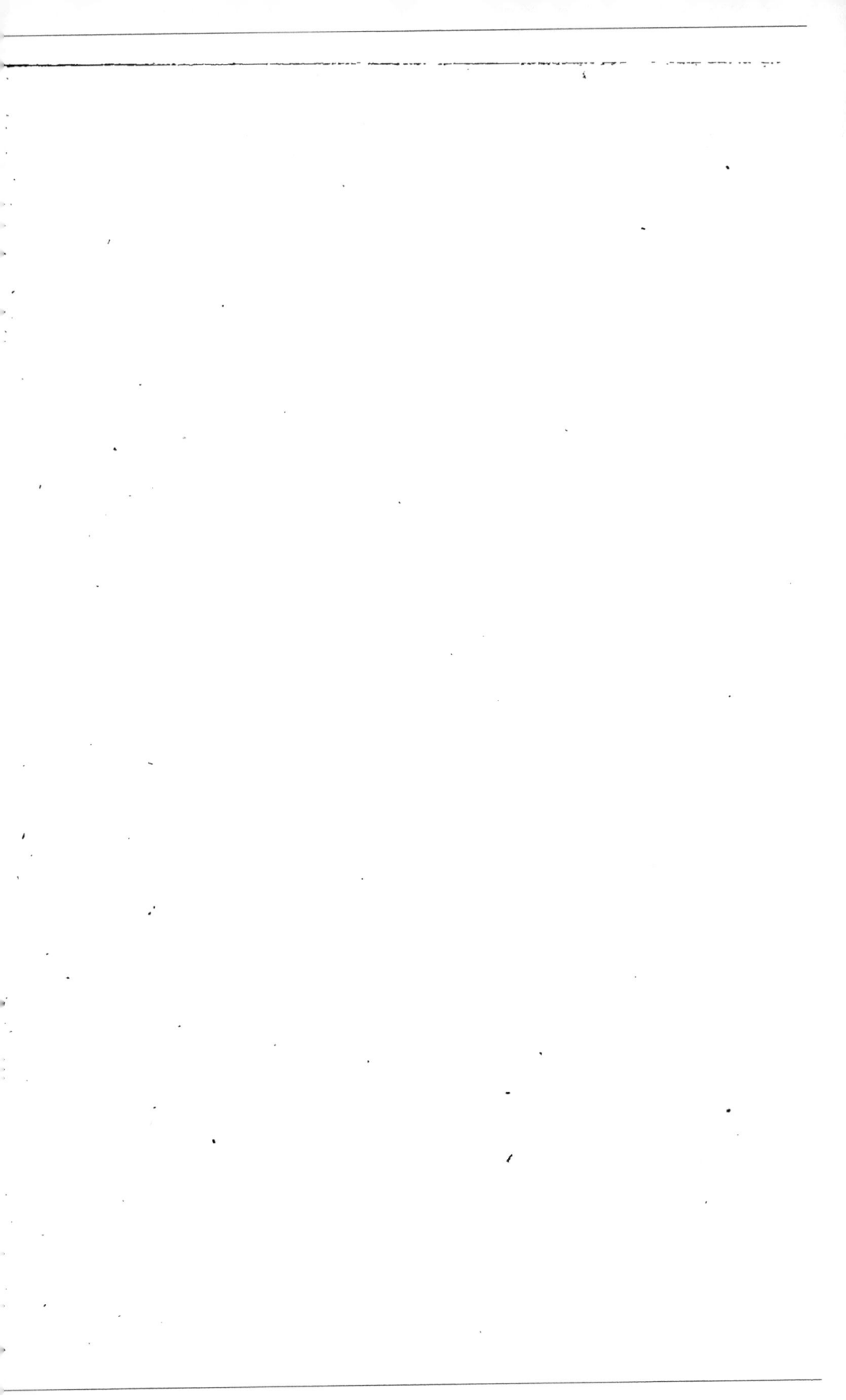

$$T \, c \, \frac{41}{18}$$

MÉMOIRE

SUR L'INSALUBRITÉ

de la partie méridionale du département de l'Ain,

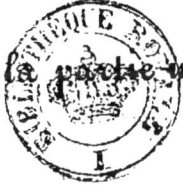

Indiquant les moyens de remédier à la dépopulation et aux maladies locales dont elle est la cause,

PAR PIERRE GROFFIER,

Docteur-médecin, membre du Jury médical et de la Commission spéciale d'agriculture du département de l'Ain; ancien professeur et démonstrateur d'anatomie et de chirurgie; ancien consultant et inspecteur général du service de santé des armées; ancien membre des comité, commission et conseil de santé des armées; membre de plusieurs sociétés savantes; médecin de l'hospice de la Charité de Chalon S. S., etc.

A CHALON S. S.
DE L'IMPRIMERIE DE DELORME.

Juin 1806.

AVERTISSEMENT.

L'UTILITÉ de ce mémoire ne se borne pas au seul département de l'Ain; les principes généraux et les observations qu'il renferme, s'appliquent naturellement à toutes les régions marécageuses ou voisines des marais. Tels sont en France les départemens de Loir et Cher, du Cher, du Loiret, de l'Indre, etc. Telles sont encore les communes placées (comme Chalon-sur-Saone), au bord des rivières, dans un sol vaseux et trop peu incliné pour faciliter le prompt écoulement des eaux qui s'y répandent lors des inondations. De-là, ces lacs, ces mares, ces fossés qui produisent tant d'exhalaisons dangereuses.

D'après l'invitation de MM. DE BOSSI, préfet du département de l'Ain, SAUSSET, sous-préfet à Trevoux, magistrats éclairés, et les instances de la commission spéciale d'agriculture, séante à Châtillon-les-Dombes, qui ont lu cet ouvrage, l'auteur s'est déterminé à le faire imprimer, en considération des vues d'intérêt général et de bien public, qui en sont l'objet.

Bourg, le 12 brumaire an 14.

LE PRÉFET du département de l'Ain,

A M. Groffier, Docteur-Médecin.

J'AI lu avec beaucoup d'intérêt, Monsieur, votre mémoire sur les causes d'insalubrité de la Bresse, et particulièrement du pays d'étangs ; je voudrais bien, M., qu'il entrât dans vos vues de le rendre public, il répandrait un grand jour sur la question qui occupe en ce moment les agronomes les plus distingués de ce département.

Recevez, Monsieur, l'assurance de mon affectueuse considération,

BOSSI.

Trevoux, le 2 juin 1806.

Le Sous-Préfet de l'arrondissement de Trevoux,

A M. Groffier, Docteur en médecine.

MONSIEUR,

J'AI lu avec autant d'intérêt que de satisfaction, le manuscrit que vous avez bien voulu me communiquer, sur l'insalubrité du pays d'étangs qui forme la plus grande partie de cet arrondissement. Vous joignez à une grande connaissance de votre état, les connaissances locales et particulières que votre habitation dans cette contrée vous ont mis en état d'acquérir. Je suis persuadé que vos réflexions et vos conseils ne peuvent qu'être infiniment utiles.

Recevez, Monsieur, l'assurance de mon estime et de ma considération particulière,

SAUSSET.

Extrait des registres de la commission spéciale d'agriculture pour les étangs, du 13 vendémiaire an 13 (5 octobre 1805).

LA commission étant assemblée, lecture a été faite du mémoire présenté par chacun de ses membres sur la question dont l'examen leur avait été soumis ; elle a délibéré qu'avant d'émettre son vœu sur la question importante déférée à son jugement, M. Groffier est instamment invité et prié de livrer à l'impression le mémoire lu à la séance de ce jour ; ledit mémoire concernant la deuxième série du travail arrêté dans la précédente séance. Elle a encore délibéré que sa prochaine session est ajournée au samedi onze janvier mil huit cent six, et qu'extrait de la présente délibération sera remis à M. Groffier.

Fait à Châtillon-sur-Chalaronne, en la maison-commune, les jour et an susdits.

Pour copie conforme,

GARRON-LABÉVIERE, *secrétaire.*

MÉMOIRE

Sur l'insalubrité de la partie méridionale du département de l'Ain,
et sur les maladies qu'on y observe.

LA partie méridionale du département de l'Ain,
connue sous le nom de Bresse et Dombes, est
la plus insalubre, la plus exposée aux maladies,
et la moins populeuse de tout ce département ;
d'un autre côté, elle présente le plus grand intérêt, sous le rapport de ses productions et de
son commerce. Frappés par ces inconvéniens, nous
en avons recherché les causes, suivi les effets ;
et nous croyons pouvoir offrir les moyens de prévenir cette insalubrité, et d'y favoriser l'industrie.
Heureux si nos efforts contribuent à soulager cette
portion de nos concitoyens, et à développer parmi
eux les germes de la prospérité !

Les étangs ayant été considérés comme seule
cause d'insalubrité, de maladie et de dépopulation dans ce pays, la suppression en fut réclamée
comme une conséquence de ce principe, et le
14 frimaire an 2, l'assemblée conventionnelle
rendit une loi par laquelle elle en ordonna le

desséchement ; mais on ne tarda pas à s'apper-
cevoir que le remède était pire que le mal : aussi
cette loi fut-elle rapportée, avec quelques res-
trictions, le 13 messidor an 3.

Si l'on avait ordonné la suppression des marais, ainsi que celle de certains étangs vaseux,
même le resserrement de ceux qui étant trop
étendus, laissent à nu une grande partie de leur
sol, l'on aurait fait une opération utile sous tous
les rapports ; parce que ces marais et parties
marécageuses sont certainement des foyers d'où
s'exhalent des miasmes nuisibles, source de maladies. Mais le plus grand nombre des étangs
n'est point vaseux, et quelque peu profonds
qu'ils soient, leurs eaux ont toujours un volume
assez considérable, pour que l'air les maintienne
dans un mouvement qui s'oppose à leur décomposition putride, et les conserve dans un état
de salubrité nécessaire aux animaux qui viennent
y paître, s'y désaltérer, et même s'y rétablir au
printems, des affections que la disette et la mauvaise qualité du fourrage leur a causées. On sait
aussi que le poisson ne peut vivre, se développer
ni se multiplier dans une eau corrompue. La
mortalité qu'éprouva le poisson de l'étang de la
Canche, département de la Côte-d'or, à la suite
d'une inondation subite d'eau marécageuse, prouve
cette assertion. Le tonnerre qui précéda cette
inondation, put aussi y contribuer par l'état élec-
trique où se trouva l'air atmosphérique ; l'eau,
comme très-bon conducteur de ce fluide, doit
en soutirer beaucoup, et le transmettre aux poissons. Voilà pourquoi le tonnerre tombe souvent
sur les rivières, les lacs et les étangs ; pourquoi

aussi il dérange la fraie du poisson, et nuit à ce dernier lorsqu'on le transporte.

Les étangs étant en outre alternativement en eau et en culture, l'on conçoit que la vase se mêle avec la terre, perd en partie ses qualités malfaisantes, en même-temps que la plante qu'on y a semée en recouvre le sol, en absorbe les principes délétères qui pourraient s'en dégager. Voilà pourquoi le débordement du Nil en Égypte, et celui de nos rivières sur les plantes céréales sont rarement nuisibles ; mais lorsqu'il a lieu sur nos prairies, aux environs de la fauchaison, il nuit à la qualité de l'herbe, et infecte l'air, lorsque sur-tout il se trouve du poisson avec la vase. La prudence exige alors qu'il soit enterré, pour éviter des maladies.

Ils sont encore nécessaires à l'homme et aux végétaux pendant l'été, parce que l'évaporation qu'ils fournissent, humecte et rafraîchit l'atmosphère, prévient les maladies qui résultent de la chaleur et du hâle qui stérilise les campagnes, parce qu'alors les plantes se trouvant encore en herbe, reçoivent plus de secours de l'atmosphère que du sol, dont les sucs superficiels sont d'ailleurs en grande partie épuisés. Les lieux arides, tels que la Vallebonne, partie voisine des étangs, nous en offrent l'exemple; sa privation de rivières nécessaires à l'irrigation de son sol, peut aussi contribuer à sa stérilité.

Mais autant l'évaporation qui a lieu pendant la chaleur peut être utile, autant aussi elle peut nuire en hiver, parce qu'à cette époque elle charge l'atmosphère de parties aqueuses, et donne lieu aux brouillards, aux pluies et autres météores aqueux qui sont si fréquens dans cette contrée ; d'où naît cette foule de maladies chroniques dont nous parlerons , et aussi le *niellement* et la mort des plantes céréales , auxquelles cependant le peu d'épaisseur de la couche terrestre superficielle doit aussi contribuer.

Les marais peuvent produire des effets plus dangereux que les étangs : outre qu'ils ne sont jamais desséchés ni mis en culture , que les eaux qu'ils contiennent y sont croupissantes et en petite quantité , leurs évaporations partent d'un foyer dans lequel une multitude de corps organiques se reproduisent de leur décomposition continuelle. Ils contiennent par conséquent des substances gazeuses et délétères, d'autant plus nuisibles que ces foyers putrescens sont plus vaseux , plus petits et plus superficiels , qu'ils contiendront plus de substances animales , qu'ils seront plus rapprochés des villages, que la température sera plus élevée, et qu'ils ne se trouveront pas environnés d'arbres et de végétaux pour en modérer l'action.

Ce que nous venons de dire des marais , doit s'appliquer aux parties marécageuses, qui sont les mares , les fossés , les chaintres profondes, les routoirs , les prés et bois marécageux , ainsi que les fumiers et les cloaques.

Mais tous les étangs doivent-ils être conservés? non ; parce que tous n'offrent pas cette réunion d'avantages qui militent en faveur de ceux que nous désignerons devoir l'être.

Enfin, ne voulant pas préjuger davantage en faveur des étangs, ni contre les marais de toutes sortes, avant d'appuyer ce que nous avons encore à en dire, de principes et de conséquences justes, à l'effet de pouvoir rapprocher et fixer même les opinions, nous croyons, pour atteindre notre but, devoir d'abord présenter l'abrégé de la topographie du pays.

La partie du département de l'Ain qui en occupe le *sud-ouest*, se trouve entre Bourg et Lyon; des vallées la séparent des montagnes du Bugey et du Beaujolais; elle présente une sorte de plateau inégalement triangulaire, dont la base répond à la Veyle et la pointe au Rhône. Ce plateau est mamelonné, en partie couronné par des bois, et coupé par des vallons et des plaines, qui à leur tour le sont par des chaussées d'étangs; il se trouve en outre sillonné par des ruisseaux et rivières dont la pente est en sens inverse, les uns allant au *nord* et à l'*ouest*, et d'autres au *sud*. La ligne de démarcation de cette inversion de pente, semble s'étendre de Drouillet sur Chalamont, Samant, le Montellier, St-Marcel et St-André-de-Coursy. L'ensemble de ce plateau se trouve dominé par les montagnes et forêts du Bugey, et après s'être incliné vers les points désignés, il domine à son tour les rivières qui en quelque sorte l'encaissent. Ces rivières sont au matin celle d'Ain, au soir celle de Saone, au midi celle de Rhône, et au nord celle de Veyle. L'espace qui règne entre elles est d'environ quarante lieues carrées, dont dix se trouvent être en étangs et marais. Les autres parties comprises dans ce plateau, sont occupées par des bois assez mal tenus, en grande partie essence d'aune et de bouleau, parce que leurs racines rampantes s'accommodent mieux au peu d'épaisseur du sol que tout autre bois ; par des terreins incultes, par des prairies généralement marécageuses, telles sont celles du voisinage des rivières, à l'origine de la Veyle particulièrement, et par des terres labourables assez ingrates, si on en excepte celles de quelques vallons du voisinage de Thoissey, de Pont-de-Veyle, de Trevoux, et de celui des rivières, principalement de la Saone, où l'on y cultive aussi de la vigne qui produit un vin potable.

Nous croyons devoir observer que la pente de la Veyle est si peu marquée à son origine, où d'ailleurs elle est peu profonde, qu'elle donne lieu à plusieurs foyers marécageux ; les moulins et usines qui s'y trouvent, facilitent cet ordre de choses, et contribuent à rendre les prairies qu'elle parcourt marécageuses. Ces derniers inconvéniens sont bien plus prononcés le long de la Reyssouse.

Nous pensons aussi qu'il convient de faire remarquer que les marais les plus considérables qui se trouvent sur ce plateau, sont ceux des Genillons, de Buelle, de Sartine, et notamment à l'ouest celui des Échets, nom du lac qui existait auparavant. Les princes de Savoie désirant assainir le pays, en entreprirent le desséchement en l'an 1481, et en 1512 il eut sa pleine et entière exécution. Ils acensèrent alors les terreins à divers particuliers, moyennant une redevance annuelle, et à la charge d'entretenir les canaux ; mais, soit insouciance, soit l'impuissance de subvenir à de semblables dépenses, les travaux furent négligés, les canaux se remplirent, l'eau se répandit, et le terrein est redevenu marécageux.

Le sol de cette contrée a pour base une argile extrêmement dense et compacte, impénétrable à l'eau qu'elle retient à sa surface, soit qu'elle y soit disséminée ou en masse. Dans le premier cas, elle charge d'humidité la couche de terre superficielle, la rend pâteuse, froide, ingrate, et marécageuse, tandis que dans le deuxième cas elle la comprime et la solidifie en quelque sorte; c'est pourquoi il est nécessaire de la diviser par le travail, et de l'exposer souvent au contact de l'air. Sans cette précaution, le sol des étangs comme celui des autres terreins, même les plus productifs, finirait par devenir ingrat.

Cette couche terrestre superficielle est en général peu épaisse; et comme son principe dominant est argileux, elle est facilement abreuvée, et aussi très-promptement desséchée : elle offre aux plantes peu d'appui, et produirait de faibles récoltes, si elle n'était rendue fertile par le séjour des eaux. L'on sait aussi que ce moyen de fertiliser les terreins dont le sol est ingrat, est d'autant plus avantageux, qu'on n'y aura point mis de poisson; car on ne peut se dissimuler que cet animal vit et se développe des parties extractives des substances animales et végétales qu'elles contiennent et déposent continuellement sur le sol; que par conséquent le poisson dans un étang peut être considéré comme principe altérant.

Nous observerons que toutes les fois que la couche terrestre superficielle sera mince et argileuse, qu'elle occupera des baisses, et qu'elle reposera sur une masse d'argile, elle se trouvera saturée d'humidité. L'on pourra attribuer à cette disposition les brouillards qui s'en élèveront l'été, à l'époque de l'abaissement de la température, ainsi que les émanations fébrifères qui s'en dégagent pendant la chaleur, sur-tout après la récolte des plantes céréales. C'est à cette cause qu'il faut en grande partie attribuer les fièvres qui s'observent dans les pays de plaine, où il ne se rencontre pas d'étangs. La qualité fébrile des eaux de ces lieux, principalement lorsqu'elles sont superficielles, est due aux substances extractives, dans un commencement de décomposition putride, dont l'existence est confirmée par une pellicule irisée, qui annonce en même-tems que c'est l'époque à laquelle il se fait un dégagement de gaz hydrogène, sulfuré, carboné et délétère, plus ou moins nuisible. Nous ferons remarquer que les eaux minérales sulfureuses offrent une pellicule semblable.

Les produits les plus remarquables de ce pays sont le poisson et l'avoine ; le froment, l'orge, le sarrasin, le maïs y sont moins abondans que dans toutes les autres parties du département : les pommes de terre, les raves, et tous autres légumes y abondent en principes aqueux, ensorte que toutes les productions de cette contrée sont plus froides, moins savoureuses et plus relâchantes qu'ailleurs ; aussi doivent-elles contribuer à la faiblesse et à la décoloration des habitans. On pourrait y remédier par un plus fréquent usage des assaisonnemens et du vin. Mais quel vin produiraient des terreins entrecoupés d'étangs ? un vin meilleur sans doute qu'on ne le pense ; car M. Guillin de Saint-Germain en récolte qui rivalise (ce qu'on aura peine à croire,) avec celui de Pouilly.

Nous croyons devoir observer que depuis la révolution, époque à laquelle le Bressan est devenu moins tempérant, les maladies aiguës se remarquent quelquefois, tandis que les chroniques y sont moins fréquentes et tenaces. '

Les prairies y sont généralement marécageuses; l'on conçoit que le foin y est de mauvaise qualité, et qu'en outre il ne s'y trouve pas dans la proportion des besoins ; aussi le bétail y est-il petit, maigre et faible, ne permettant aucune sorte de spéculation utile; le laitage et le beurre y sont peu abondans : il en est de même de la volaille, si ce n'est les canards et les oies, que le voisinage des étangs favorise.

Les différens essais qui ont été faits sur les moutons, n'ont pas encore atteint le but qu'on s'en proposait ; mais l'utilité de cet animal excite le zèle et l'attention des agronomes de ce département.

L'espèce de chevaux y serait assez belle, si elle était plus soignée, et si, comme le dit M. Riboud (annuaire du département, an 9), on les sortait jeunes du pays. C'est aussi le cas d'exposer que M^r. Sausset, sous-préfet à Trevoux, chef-lieu du pays de Bresse et Dombes, a eu plusieurs occasions de s'assurer que, parmi les chevaux que l'on vend comme étant de race normande, il s'en trouve beaucoup qui ont pris naissance dans le pays dont nous parlons, et qui en ont été sortis très-jeunes.

Le haras considérable que les princes de Savoie avaient établi près le marais des Echets, est en faveur de l'assertion précédente, et tend à prouver que les produits en étaient avantageux.

En général, on peut dire que les animaux de toute espèce finissent par y dégénérer, et que nulle part la formation des prairies artificielles ne serait plus utile que dans ce pays.

Nous dirons aussi que le commerce de cette contrée repose particulièrement sur le poisson et l'avoine ; le froment et le seigle font une partie ; mais le transport ne pouvant s'effectuer que par des voitures , il occasionne des frais qui augmentent le prix de la marchandise. Ces inconvéniens disparaîtraient , si les routes déjà tracées étaient rendues praticables , et si sur-tout les rivières qui vont se rendre à la Saone et au Rhône , étaient rendues navigables.

Il y aurait plusieurs routes à désirer, savoir : 1°. celle qui de Neuville-les-Dames se rend à Thoissey par Labergement ; 2°. celle qui de Châtillon-la-Pallue sur la rivière d'Ain se rend à Charlieu sur la Loire par Chalamont , Châtillon-les-Dombes, Belleville et Beaujeu ; 3°. celle qui du Pont-d'Ain va à Belleville par Dampierre, St.-Paul-de-Varax , le Bouchou , Roman et Châtillon-les-Dombes ; 4°. celle qui de Bourg va à Lyon par St.-Paul, Marlieux, Villars et St.-André.

Il conviendrait aussi de rétablir l'ancienne route qui du Villars va se rendre au Pont-d'Ain ; il serait utile encore d'en former une autre qui de Baumont irait au Villars , dans le cas seulement où l'on prolongerait par un canal la Chalaronne jusqu'à Baumont.

Quant aux rivières à rendre navigables , il y en a aussi plusieurs , savoir : 1°. la Veyle et la

Reyssouse ; mais il faudrait les creuser, pratiquer des écluses sur le côté, des moulins que la nécessité obligerait de conserver, diriger enfin sur ces rivières les ruisseaux et les prises d'eaux.

C'est aussi dans cette intention, que nous proposons de construire un aqueduc qui, de Charles-la-Montagne passerait sur le Suran, se prolongerait sur toute la crête, et irait ensuite, à l'aide d'un canal, se jeter dans la Reyssouse et la Veyle près de Bourg, après avoir servi à l'irrigation des prairies du voisinage. Pour le succès de cet aqueduc, il faudrait exhausser le lit de la rivière d'Ain à leur jonction.

L'on conçoit aussi que la rivière de Chalaronne et celle d'Ain devraient être rendues navigables, à l'effet de multiplier les transports, les communications, et les moyens industriels.

Les eaux de ce pays ne peuvent être considérées comme vives et pures, parce qu'aucune source de montagne n'y peut arriver, et qu'on ne peut pas prendre comme telles quelques filets d'eau qui s'échappent de l'argile, pour paraître à l'extérieur ; elles viennent donc toutes des masses aqueuses qui se trouvent à la superficie, ou qui sont interposées entre les couches d'argile. Mais comme souvent elles parcourent d'autres couches terrestres avant de parvenir à l'extérieur, elles se chargent de substances plus ou moins nuisibles, et quelquefois de principes ferrugineux, ainsi que le prouve la matière ocreuse qu'elles déposent dans leurs trajets ; c'est aussi à l'oxide de ce minéral, qu'on doit attribuer les diverses couleurs de l'argile.

Ainsi donc, les eaux que boivent les habitans

de ce pays, se trouvent viciées par des principes différens; savoir :

1°. Celles qui prennent leur source du voisinage des étangs, des lieux bas, humides et superficiels, tiennent en dissolution momentanée,
quelques substances extractives qui, lorsqu'elles
viennent à se putréfier, communiquent à l'eau
une odeur et une saveur désagréable, qui in-
diquent les dangers que courent les personnes
assez insouciantes pour en boire; alors le moyen
de les purifier, est de les faire couler et filtrer
à travers du charbon pilé;

2°. Celles qui tirent leur source d'autres lieux,
et qui traversent quelques parties de terre mar-
neuses ou calcaires, comme dans plusieurs parties déclives de plateau du côté de l'*est* principalement, tiennent en dissolution quelques
substances salines, qui les empêchent d'être potables, et lui communiquent quelques qualités
délétères. Ces sels sont les sulfates, carbonates,
et muriates de chaux; ils rendent les eaux plus
pesantes, et moins dissolvantes; elles ne peuvent
être purifiées que par la distillation. Mais on
peut les avoir potables, en y dissolvant quelques
grains de carbonate de potasse ou de soude; elles
deviennent laiteuses, et il ne s'agit plus que de
les laisser déposer, et de les filtrer ensuite; on
peut alors être sûr qu'elles ne produiront jamais
de mauvais effets, parce que les muriates, carbonates et sulfates de potasse ou de soude en
dissolution dans l'eau, ne sont point nuisibles;

3°. Lorsqu'au contraire ces eaux passant à
travers des bancs de sable ou de terre siliceuse,
comme à Trevoux et autres lieux à l'*ouest* de ce

plateau , celles qui ne contiennent que des substances extractives , s'en débarrassent , et deviennent très-potables ; mais celles au contraire qui tiennent en dissolution des substances salines , les conservent en grande partie , et ne deviennent guère plus potables ;

4°. Lorsqu'enfin ces eaux coulent sur de l'argile , elles perdent peu de leur qualité malfaisante ; il semble même qu'elles en acquièrent pendant les chaleurs , lorsque sur-tout elles sont superficielles , et qu'elles contiennent des substances extractives ; alors elles causent des fièvres asthéniques , gastriques , vermineuses , *etc.* Ainsi donc , ce n'est pas , comme le pense Linnée , parce que ces eaux passent sur de l'argile , qu'elles ont des qualités fébrifères , mais bien parce qu'elles y dissolvent des matières nuisibles qui se rencontrent souvent mêlées à l'argile qui , lorsqu'elle est pure , n'est pas soluble.

Voilà donc des causes de maladie qui ne dépendent ni des étangs , ni même des marais. Cependant on ne peut se dissimuler que la vase ne soit un terreau végétal , formé du débris de substances organiques, qui n'étant pas entièrement décomposées , produisent une continuité de putréfaction lente , d'où naît un dégagement gazeux et délétère , qui rend mal-sains ceux des étangs chargés de vase , qui par cette raison seraient favorables aux produits agricoles.

Pour remédier à l'inconvénient que peuvent présenter les eaux de cette contrée , nous pensons qu'il serait utile de pratiquer des citernes au centre de chaque village , pour y recevoir les eaux pluviales qui , comme l'on sait , sont pures et par conséquent très-potables , sur-tout lorsqu'elles ont été aérées ; il serait aussi nécessaire de donner plus de profondeur aux puits.

Les vents les plus ordinaires à cette contrée sont ceux de *Sud* et de *Nord*. Les montagnes du Bugey offrent une sorte de digue à ceux d'*Est*, et réfléchissent ceux d'*Ouest* ; mais, de la surface mamelonnée que présente le plateau dont nous avons parlé , et des masses de bois qui les couronnent, il suit que les différens vents y éprouvent dans leur cours beaucoup d'obstacles , de réflexions , et y donnent lieu à des ouragans partiels assez fréquens, auxquels , sans doute , on peut attribuer la difficulté d'établir des moulins à vent dans ce pays. En effet , si la masse de bois qui réfléchit les vents dans une direction déterminée , vient à être coupée , le courant sera direct, parce qu'il n'éprouvera plus d'obstacle ; de même , le courant qui n'éprouvait aucune opposition , se trouvera intercepté par l'accroissement d'une nouvelle masse de bois ; de-là, beaucoup d'inégalités dans les distributions des vents, selon les années et les saisons ; aucun établissement constant sous ce rapport ; enfin la différence dans la salubrité des sites.

Quant aux vents de *sud* et d'*ouest* , qui sont ceux qui soufflent le plus souvent pendant les chaleurs, l'on conçoit qu'ils accélèrent les développemens gazeux, et ajoutent à l'insalubrité du pays. C'est aussi l'époque où la masse des évaporations aqueuses est la plus grande ; mais pour arriver à la préciser, il faudrait employer l'hygromètre physique et chimique. M. Aubry expose dans son mémoire, que les cent cinquante étangs

existans

existans sur le plateau à l'époque où il a fait ses expériences, évaporaient les jours d'été cinq mille six cent quatre toises cubes d'eau, quantité suffisante, dit-il, pour entretenir par un canal d'arrosage bien dirigé, une fécondité permanente dans la Vallebonne, plaine d'environ quinze mille arpens.

L'on y observe aussi pendant les grandes chaleurs, un vent blanc qui vient du *sud*, et au printems un vent froid et sec qui souffle du *nord*. L'un et l'autre procure un hâle prononcé qui nuit aux hommes, mais bien plus encore aux végétaux, et sur-tout à l'accroissement de l'herbe qu'ils font périr, et prive d'une récolte précieuse.

Tels sont, par apperçu, les vents qui soufflent le plus ordinairement dans cette contrée, et leurs influences sur la salubrité et l'agriculture.

Quoique l'air atmosphérique soit le même partout, sous le rapport des principes qui le constituent, qui sont soixante-douze parties de gaz azote, sur vingt-huit d'oxygène; il varie cependant beaucoup, sous celui des substances qui lui sont étrangères, telles que les diverses émanations gazeuses dont nous parlerons, qui le chargent et le rendent nuisible aux êtres qui le respirent. Ainsi donc, l'air atmosphérique, qui est cette masse de fluide dans laquelle nous vivons, qui est nécessaire aux diverses fonctions de tout ce qui a vie et qui végète sur le globe, se trouve plus ou moins vicié ou insalubre, en raison des pays et d'une multitude de circonstances. Nous allons entrer dans quelques détails sur les principales.

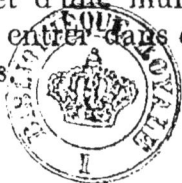

1°. Nous dirons qu'en principe, la faculté dissolvante de l'air, respectivement à l'eau, est en raison du calorique; plus l'air est chaud, plus il est apte à dissoudre de l'eau; et comme cette dissolution d'eau dans l'air, est en raison de la surface, l'air des pays où les étangs et les marais sont multipliés est sans contredit plus humide qu'ailleurs. Un abaissement de la température venant à changer l'équilibre, une portion de l'eau est précipitée; de-là le serein, la rosée, certaines pluies, brouillards, givre, etc. : donc l'air atmosphérique de cette contrée se trouve plus saturé d'eau, et plus chargé d'émanations malfaisantes qu'ailleurs. Aussi les maladies qui dépendent de ces causes, y sont-elles plus communes, et les météores aqueux plus fréquens; ces météores sont dus à l'eau, que l'air aidé de l'action du calorique tient en dissolution : lorsque l'air s'en trouve saturé, ou que la température s'abaisse, alors l'eau prend plus de densité, elle passe à l'état de vapeur, commence à être visible, trouble la transparence de l'air, forme les nuages, les brouillards, elle se réunit en gouttes, en reprenant son état liquide (la pluie). La pluie sera donc d'autant plus abondante, que l'air aura plus de facilité à dissoudre et à se saturer d'eau.

2°. L'humidité de l'atmosphère est aussi en raison des saisons; mais on ne peut néanmoins rien préciser, puisque pendant certains jours d'été l'air est plus humide que certains jours d'hiver. En général, il se trouve plus de journées humides l'automne et l'hiver, que le printems et l'été : c'est aussi pendant ces deux premières saisons, qu'on remarque beaucoup de brouillards, de givres, etc.

3°. Plus la température de l'air atmosphérique sera élevée, plus la putréfaction sera rapide, ses effets actifs et malfaisans, parce que les substances gazeuses et délétères qui en sont le produit, seront plus raréfiées, se transmettront plus facilement, et feront plus d'impression sur nos organes. Voilà pourquoi les maladies dans cette contrée, sont plus communes en été qu'en hiver. Ces gaz malfaisans, produit inséparable de la décomposition putride, ont des caractères particuliers qui servent à les distinguer; les uns, tels que l'hydrogène sulfuré et phosphoré, sont plus légers que l'air atmosphérique; d'autres, tels que l'acide carbonique, ont plus de pesanteur : raison pour laquelle les premiers affecteront les habitans des coteaux ou villages plus ou moins éloignés des foyers d'où ils se dégagent; tandis que les derniers au contraire ne deviennent ordinairement nuisibles qu'à ceux qui se trouvent en être environnés ou très-voisins, parce qu'ils sont retenus dans la région inférieure. D'après cet exposé, l'on pourrait expliquer pourquoi les habitans des coteaux placés au vent des lieux insalubres, sont plus sujets aux maladies endémiques d'été, que ceux qui en occupent le voisinage ou le centre ; et pourquoi au contraire, les individus dont les habitations se trouvent placées dans les baisses et autres lieux insalubres, seront plutôt atteints de celles qui règnent pendant les autres saisons.

La première assertion paraît prouvée par l'épidémie qui se manifesta pendant l'été de l'an 11, et désola les habitans du hameau de Champagne, placé sur le sommet d'un coteau, qui bordait une prairie marécageuse, au centre de laquelle se trouvait la ferme de là Jalière, dont les individus n'en reçurent aucune atteinte. La deuxième assertion se trouve appuyée par l'épidémie qui régna à Neuville pendant l'automne de l'an 7 ; elle n'exerça ses ravages que sur les habitans de la basse-Bresse, partie voisine des marais et prairies marécageuses.

Nous pensons avec plus de probabilité, que les gaz malfaisans, à leur sortie des eaux croupissantes, entraînent beaucoup d'eau en vapeur, qui contribue à diminuer leurs qualités délétères. Cette vapeur aqueuse par sa propriété dissolvante, tient les gaz comme enchaînés, et à mesure qu'ils s'éloignent du foyer de dégagement, en perdant l'eau ils reprennent plus d'élasticité, et par conséquent font plus d'impression sur nos organes.

Nous observerons encore que le mélange des gaz, produit de la décomposition des substances animales et végétales, tue subitement les personnes qui en respirent en grande quantité, comme nous n'en avons que trop d'exemples, par l'ouverture des fosses d'aisances, de la fouille des cimetières, etc. Des expériences récemment faites prouvent que $\frac{1}{1000}$ d'hydrogène sulfuré suffit pour asphyxier un oiseau, $\frac{1}{300}$ pour un chien de moyenne taille, et $\frac{1}{100}$ pour un très-gros chien.

Mais le mélange de ces substances gazeuses peut-il causer des maladies, lorsqu'il n'existe qu'en petite quantité ? Ne serait-il pas plutôt le véhicule d'un poison subtil, qui se soustrait aux analyses ?

L'eudiomètre est un instrument inutile au médecin, puisqu'il ne sait établir de différence entre

l'air stagnant et infect de la rue Saint - Honoré ,
et l'air sans cesse renouvelé de la butte Mont-
Martre, et qu'il ne nous fait pas reconnaître un
air chargé de miasmes mortels. Il est vrai qu'il
indique l'oxygène contenu dans une quantité
donnée d'air ; mais est-ce à l'absence d'un cen-
tième d'oxygène qu'on doit attribuer les maladies
qui affectent les personnes qui vivent dans un
air pestiféré , ou à un principe délétère dont la
nature est encore inconnue ? En effet, tout con-
court à prouver l'existence de ce principe, qui
naît et se développe des substances en putréfaction , et qui ensuite nous est transmis avec les
gaz auxquels il s'unit par l'air atmosphérique.

Il est aussi probable que de la nature de la
substance en putréfaction qui lui aura donné naissance, et de celle du gaz avec lequel il sera uni, il
devra en résulter telle ou telle maladie , ayant
des caractères plus ou moins intenses et fâcheux.
Mais, sans rien hasarder, on peut assurer que ce
principe délétère et les émanations gazeuses qui
se dégagent des substances animales, sont plus
nuisibles que celles qui émanent des végétales ;
et quelque soit la manière dont elles nous sont
transmises et qu'elles agissent, l'impression qu'elles
font sur nos organes ne manque pas de nous être
nuisible et même funeste , en commençant par
occasionner un état de langueur, d'insouciance
et d'apathie souvent pire que la maladie dont il
est le prélude : ce qui conduit insensiblement
l'homme à la dégénérescence de ses humeurs et
à la mort.

4°. Les pluies qui surviennent après une grande
sécheresse , mettent aussi en expansion des gaz

délétères retenus dans les terreins ; ils se font remarquer par une odeur de terre qui vient frapper l'odorat. Il en est de même de certains brouillards dont l'impression se fait en même-temps sentir sur le poumon : il importe donc de s'y exposer le moins possible, puisqu'ils peuvent aussi causer des maladies.

Telles sont par apperçu les principales causes qui, dans le ci-devant pays de Bresse et Dombes, vicient l'air, et le rendent nuisible aux habitans qui le respirent. Elles sont bien plus actives encore dans les environs de Rome, et sur-tout sur l'étranger au sol. L'on en attribue la cause à la destruction des forêts situées entre cette ville et la mer. Ce n'était donc pas seulement sous le rapport de la religion, que les anciens Romains les considéraient comme sacrées.

Est-ce à un air vicié par les émanations des marais de toute sorte, répandus sur la surface du ci-devant pays de Bresse et Dombes, qu'on doit attribuer la mauvaise santé et l'affaiblissement des facultés physiques et morales de ses habitans ?

Le quart environ de ce pays se trouvant occupé par les eaux croupissantes des marais, desquels s'élèvent une multitude d'émanations plus ou moins fétides et malfaisantes, on ne peut se dissimuler que l'air n'en soit le véhicule, et n'en dissémine les funestes effets dont nous avons parlé, soit dans les lieux où elles se développent, ou dans ceux environnans.

La même question appliquée aux étangs, offrirait des résultats bien plus satisfaisans, puisqu'il est reconnu que la très-grande majorité de ces réservoirs, sont peu, pour ne pas dire point insalubres. Il est aussi démontré qu'ils ne peuvent nuire qu'en saturant l'air atmosphérique de trop d'humidité; qu'alors ils occasionneraient les maladies qui résultent de la débilité de la fibre et de la stagnation des sucs.

Quant à ceux de ces réservoirs dont le sol se trouve vaseux, il est certain qu'ils donneront lieu à des émanations gazeuses, qui auront quelques similitudes avec celles des marais; mais leur influence sera infiniment moins prononcée et multipliée :

En sorte que ce serait bien à tort qu'on voudrait attribuer aux étangs en général, ce qui appartient exclusivement aux marais de toutes sortes (1).

Les marais considérés d'après leur nature et leur dimension sont-ils également nuisibles à la salubrité de l'air atmosphérique?

Il est reconnu que les marais sont très-contraires à la salubrité; que les vaseux sont plus nuisibles que les herbeux, et que leur qualité malfaisante est d'autant plus manifeste, qu'ils ont moins de profondeur et de superficie, qu'ils sont plus rapprochés des villages, et qu'aucune plantation n'en modère la fâcheuse influence. Les substances gazeuses qui s'en dégagent, sont l'hydrogène sulfuré, phosphoré, carboné, l'ammoniaque, et l'acide carbonique.

Les bois, les prairies, les fossés, les chaintres profondes, les marres *etc.* où croupissent les eaux, ainsi que les routoirs, sont considérés comme des parties marécageuses nuisibles aux habitans du voisinage, parce qu'ils donnent lieu à des dégagemens d'hydrogène carboné et d'acide carbonique.

Les fumiers, les cloaques *etc.* sont encore des parties marécageuses nuisibles, parce qu'ils donnent naissance à des dégagemens gazeux d'autant plus fâcheux, que les principes délétères y sont plus rapprochés et plus actifs, parce qu'ils se combinent non-seulement avec les substances gazeuses dont nous avons parlé, mais encore avec le gaz azote et ammoniaque fétide. Voilà pourquoi le voisinage des fumiers et des cloaques est si nuisible aux habitans de la campagne, et pourquoi aussi le mode de rouir le chanvre d'après l'abbé Rosier, devrait être préconisé, parce que le moyen de le rouir dans l'eau, nuit aux habitans, ainsi qu'aux poissons : le rouissage en plein air, quoique peu nuisible, vu que la décomposition du mucilage qui unit la filasse au bois, se fait insensiblement, et par ce moyen fertilise le végétal sur lequel il repose, a l'inconvénient de ne pas rouir également.

Nous croyons devoir observer que dans les pays où la culture du chanvre est très-multipliée, tels que les environs de Pont-de-Vaux, les communes de Feuillans, Mensiat *etc.*, les fièvres y sont presqu'aussi fréquentes que dans les pays d'étangs, parce que cette plante pendant le rouissage donne essort à des émanations gazeuses et délétères, qui nuisent à la santé : voilà donc encore une cause de maladie indépendante des étangs.

Les étangs les plus contraires à la salubrité, sont-ils ceux d'une plus grande ou d'une moindre étendue en superficie et en profondeur ?

Il n'est pas douteux que les étangs superficiels et petits sont plus insalubres que les plus grands, quoiqu'une chaleur au-dessus de zéro, thermo-

mètre de Réaumur , suffise , pour développer de
ces derniers , même de ceux qui sont plus profonds , des substances gazeuses ; de sorte qu'ils
doivent entrer pour quelque chose dans l'altération de l'air , lorsque sur-tout ils se trouvent
immédiatement placés au vent des villages. (C'est
aussi pour obtenir le dégagement des gaz produits par la décomposition des substances organiques contenues dans l'eau , la petite quantité
d'air vicié par le poisson , et prévenir sa mortalité , qu'il faut en hiver casser la glace. D'ailleurs , à cette époque, les plantes privées de lu-
mière par cet ordre de choses , expirant alors
l'acide carbonique , au lieu d'oxygène , nécessi-
teraient encore cette mesure) ; mais nous observerons que c'est particulièrement à la nature du
sol de ces réservoirs , qu'il faut rapporter les
qualités malfaisantes qu'ils peuvent avoir. Ainsi
donc , celui qui se trouve vaseux , soit par sa
nature , ou par l'arrivée des substances solubles
des fumiers dont on couvre les terreins environnans , sont plus nuisibles que ceux dits herbeux,
parce que la nature ingrate de leur sol , permet
à peine le développement de quelques plantes
aquatiques, telles que la brouille , dont la pousse
continuelle absorbe les substances gazeuses et
délétères qui peuvent s'en dégager ; et après
avoir servi à alimenter le bétail , et à tempérer
l'âcre des substances qu'il a mangées auparavant ,
elle devient un excellent engrais pour le sol qui
l'a fait naître , ensorte qu'elle peut être consi-
dérée comme plante fertilisante.

Dans tous les cas , les étangs n'étant pas des
foyers où des corps organiques renaissent sans

cesse de leur décomposition, ils ne peuvent être comparés aux marais, parce que la fréquente culture des premiers, la masse d'eaux non corrompues qu'ils contiennent, la petite quantité de gaz et de principes délétères qui s'y trouvent disséminés et en quelque sorte noyés à mesure qu'ils s'en dégagent, sont les raisons qui établissent la différence essentielle qui existe entr'eux, et qui ne permet pas de les confondre ni de les assimiler, ainsi que quelques personnes l'ont fait : ces raisons doivent aussi engager à faire abreuver le bétail pendant les chaleurs, dans les grands étangs, par préférence aux petits. On a remarqué que ces derniers étaient en général, toutes choses d'ailleurs égales, plus fertiles et plus favorables à la multiplication et au développement du poisson, que les premiers.

Nous observerons en passant que, pour absorber le surplus des miasmes malfaisans qui pourraient se dégager des étangs, et rendre en échange de l'oxygène, principe de salubrité, on pourrait faire des plantations d'arbres, et cultiver des prairies artificielles autour de ces réservoirs formés par l'industrie des hommes : un procédé semblable pour les marais qu'on ne pourrait dessécher, et pour les fumiers, ne serait point à négliger.

Nous ferons remarquer que ceux qui ont été assez heureux pour avoir l'idée de convertir en étangs des terreins marécageux, méritaient des éloges et des récompenses, mais leur nom est demeuré dans l'oubli. Tel a été le sort de presque tous les arts utiles, et particulièrement de l'agriculture.

Nous croyons encore que ce serait ici le cas d'entrer dans quelques détails sur l'origine des étangs et les causes de leur multiplication, comme aussi d'exposer les raisons qui militent en faveur de ceux qui doivent être conservés.

Le ci-devant pays de Bresse et Dombes étant dans le principe marécageux, les étangs ont dû être formés pour l'assainir et augmenter ses produits agricoles. Il a suffi pour les dessé- cher, de creuser des canaux de déchargement ; et le sol étant épuisé par les récoltes, on l'a régé- néré en le recouvrant d'eau pour ensuite le re- mettre en culture : et telle a été l'origine des étangs.

Cette manière d'alterner la culture avec l'évo- lage, étant reconnue avantageuse, a décidé l'en- treprise sur de nouveaux terreins. Il est probable que cette nouvelle culture a été accréditée par la rareté des bras, dont on rapporte en France la première époque aux croisades ; de-là, une di- minution dans la population de cette contrée, et une augmentation d'étangs comme culture, qui s'accommodait avec la circonstance.

L'édit de Colbert qui, sous le règne de Louis XIV, défendit l'exportation des grains, ajouta à cette dépopulation, et obligea en quelque sorte le cultivateur à aller utiliser ses bras dans les villes voisines : nouvelle cause de multiplica- tion d'étangs.

Enfin les produits avantageux de ces réservoirs, comparativement aux terres cultivables, ont encore engagé à les augmenter ; on en a donc formé par- tout où il y a eu possibilité de le faire, sans égard à la nature du sol ni aux voisinages des villages,

ce qu'il importait infiniment d'observer ; car il
est facile de prouver que plusieurs de ces réservoirs pourraient être rendus à la culture, tandis
que d'autres terreins ingrats par la nature de leur
sol, et en quelque sorte marécageux par leur
situation basse, devraient être convertis en étangs.
Le bénéfice qui naîtrait de ceux-ci, dédomma-
gerait amplement de la perte que feraient éprouver
les premiers, sous le rapport du poisson ; car
sous celui des plantes céréales il y aurait augmentation sensible. Ce moyen pourrait aussi être mis
au nombre de ceux d'assainissement et de population, sur-tout si, augmentant la masse de ces
réservoirs, d'un côté on rendait à la culture ceux
propres aux plantes susdites. Il paraît démontré
que tout mode de culture qui nécessite des bras,
doit amener une augmentation sensible d'individus,
tandis que celui qui tend à les économiser, en res-
treint le nombre, à moins qu'on ne puisse les occuper
et fixer dans le pays. De cet ordre de choses il
résulte deux sortes de dépopulation, une qui se
fait par émigration, et qui n'est pour le gouvernement que fictive puisqu'il retrouve les bras
ailleurs ; et l'autre qui est réelle, résulte de la
mort des individus ; elle est pour cette contrée
plus remarquable qu'en d'autres endroits. Les
tables décennales produites par M^r. Sausset,
prouvent que la vie commune de l'homme dans
le pays de Bresse et Dombes, n'y est que de
21 ans, et celle de la femme de 22, tandis que
dans les pays qui avoisinent, elle est de 25 à 26,
et de 26 à 27 : le résultat de ces tables considéré
par commune, offre aussi beaucoup de différence. En général, celui des villes est moins

désavantageux, parce que les habitans s'y trouvent moins exposés aux influences de l'insalubrité de l'air ; ils y sont aussi mieux nourris, mieux abreuvés , mieux vêtus, mieux soignés *etc.* ; ils ont plus d'occasions de s'égayer , de s'allier à des personnes saines et robustes, et de contracter les nœuds du mariage avec celles d'autres contrées. Pour décrire les avantages que procurerait ce dernier moyen, il faudrait un volume ; mais il suffit de le présenter aux Bressans instruits pour en préciser le mérite.

Nous observerons que les deux causes de dépopulation dont nous venons de parler , réunies aux besoins de l'état , font qu'il est assez ordinaire de ne rencontrer dans un corps de ferme que deux hommes de quatre qui y seraient au moins nécessaires à raison du sol qui est généralement ingrat et revêche.

Mais nous dira-t-on par quelle fatalité les bras peuvent-ils manquer dans un pays où les moyens de subsistances excèdent infiniment les besoins ; où des rapports commerciaux sont avantageusement formés , et où de grandes masses de terreins se trouvent incultes ? C'est sans doute parce que le mode de culture adopté pour les étangs en assec , dont la superficie présentant environ le huitième des autres terreins en culture réglée, y économise les bras ;

Que pour cultiver ce huitième de terrein, on est dans l'usage de ne conserver que les personnes nécessaires au labour et à la semaille de ce sol , n'étant dans l'habitude de se procurer momentanément des collaborateurs qu'à l'époque seulement des récoltes particulières qu'on y fait ; et que

ces collaborateurs qui viennent du voisinage, y contractent ordinairement des maladies qu'ils em-
portent souvent dans leur pays, où quelquefois
même ils périssent victimes du besoin où ils étaient
de se procurer des subsistances ; de-là vient cet
éloignement que l'on a pour le pays dont nous
parlons, et fait qu'on apporte une sorte de ré-
pugnance à contracter des mariages avec les
colons ; enfin parce que la population ne peut
se maintenir ni s'accroître de ses propres moyens,
l'insalubrité et toutes les autres causes de maladies y moissonnant les hommes dans tous les
âges de la vie, et plus promptement qu'ailleurs.

Les autres pays où régnent l'abondance et la
salubrité ne présentent pas ces inconvéniens,
parce que toujours les bras y sont en rapport, s'ils
n'excèdent même les besoins; d'ailleurs la bonne
constitution des habitans, leur manière de vivre
et d'être, sont autant d'attraits qui attirent et
fixent ceux qui viennent y travailler : témoins
les pays de vignobles, *etc.*

D'après cet exposé, il paraîtrait que parmi les
mesures à prendre pour accroître et fixer les bras
destinés à l'agriculture dans le ci-devant pays de
Bresse et Dombes, celle par laquelle on rendrait
insensiblement à la culture les étangs dont le sol
se trouve abondant et vaseux, ne serait pas une
des moins utiles ; c'est de cette manière que dans
les environs de Bourg et au septentrion de cette
ville, on est parvenu à faire disparaître ceux de
ces réservoirs propices à l'agriculture, à mesure
que la population s'y est augmentée, et que le
propriétaire y a trouvé son intérêt.

Ainsi donc, le projet de multiplier à l'infini

les étangs dans cette contrée, et d'en sortir les habitans pendant une très-grande partie de l'année, n'aboutirait qu'à propager sur les rives du plateau la masse des émanations dont on se plaint, sans pouvoir en garantir les colons, puisqu'ils se trouveraient obligés de rentrer dans le pays pour y faire les récoltes, époque à laquelle l'insalubrité et les causes de maladies se trouvent être à leur plus haut degré d'activité.

Les tristes résultats de ce mode d'agir, nous sont offerts par les cultivateurs des environs de Rome, qui quoiqu'ils ne se transportent dans leurs champs qu'à l'époque de la récolte, n'y contractent pas moins les maladies endémiques résultantes de l'insalubrité des lieux.

Les armées campées près de ces foyers putrescens, ou qui assiègent les villes qui s'en trouvent investies, nous en fournissent aussi de fâcheux exemples.

Ces effets font donc assez connaître que le préservatif le plus assuré, serait de réunir aux moyens d'assainissement ceux d'hygienne et diététique.

Passons présentement aux motifs à alléguer en faveur des étangs qui devraient être conservés dans le ci-devant pays de Bresse et Dombes; ces motifs nous paraissent devoir être les suivans :

1°. Parce qu'ils offrent des pâturages abondans et des abreuvoirs commodes, sains et faciles à pratiquer ; parce qu'ils augmentent avec la masse des subsistances, celle des fourrages et des engrais si nécessaires aux terres en culture réglée;

2°. Parce que la culture de ces réservoirs n'est ni pénible ni dispendieuse ; qu'elle exige peu de travail et point d'engrais, et que les bras qu'elle

économise, pourraient être employés à des défri-
chés ou à d'autres entreprises utiles. Malgré les
avantages de cette culture, il s'est trouvé des
innovateurs qui ont voulu changer la destinée de
ces réservoirs; mais ils n'ont pas tardé à s'apper-
cevoir que l'ingratitude du sol de ceux qu'ils
avaient soumis à leur expérience, ne pouvait
supporter d'autre culture que celle précédemment
employée; il a donc fallu, après beaucoup de
soins et de dépenses, les rendre à leur première
destination;

3°. Parce qu'ils donnent lieu à deux branches
de commerce, celle du poisson et de l'avoine,
dont les Lyonnais et les habitans du *midi* savent
profiter. Ces moyens industriels font la prospérité de cette contrée, facilitent les opérations du
propriétaire et celles du cultivateur, qu'ils mettent
à même de réparer les pertes qu'ils auraient pu
faire ailleurs ; aussi est-il reçu de dire que, où
il n'y a pas d'étangs, il ne peut y avoir de
fermiers ;

4°. Parce que le sol de ces réservoirs ne peut
être fertilisé que par le séjour des eaux, et
qu'une ou deux années de culture suffiraient pour
en absorber les sucs et le rendre inculte, s'il
n'était de nouveau recouvert d'eau ; ensorte que
la durée de l'assec et celle de l'évolage serait
fixée à dix-huit mois chacune, et que pour diminuer la masse des évaporations aqueuses, il y
aurait toujours moitié de ces réservoirs en eau,
tandis que l'autre moitié serait en culture réglée;
par cet ordre de choses, la vase n'aurait pas le
téms de s'amonceler, et par conséquent de rendre
insalubres les étangs à conserver ;

5°. Parce

5°. Parce qu'ils distribuent lentement les eaux pluviales qu'ils ont reçues, préviennent les inondations et la formation de nouveaux foyers marécageux ; parce qu'ils augmentent la masse des subsistances, peuplent de poissons les rivières qu'ils alimentent d'eau; il en est de même des puits ; font en conséquence aller les moulins et les usines, et fournissent à l'irrigation des prairies.

Ne serait-ce pas aussi le cas de pratiquer de ces réservoirs dans les baisses des vastes plaines de Champagne, dans celles des Landes de Bordeaux, dans d'autres pays, et même dans plusieurs points voisins de l'origine de la Loire, pour prévenir ou modérer les inondations désastreuses de cette rivière, et rendre sa navigation plus sûre et moins dispendieuse ?

6°. Parce que leurs chaussées contribuent à la formation des routes, et leurs charpentes et batardeaux tiennent lieu de ponts qu'on ne construirait qu'à grands frais.

D'après ces considérations, l'on conçoit que vouloir supprimer les étangs à conserver, ce serait préjudicier à l'agriculture, vouer à la stérilité d'immenses terreins qui finiraient par devenir déserts, et servir de repaires aux animaux et reptiles malfaisans ; ce serait aussi exposer les villes et villages, ainsi que les moulins et usines placées sur les rivières de décharge, à manquer d'eau, ou à éprouver des inondations désastreuses ; ce serait encore réduire les moyens industriels et ceux de communication; augmenter l'insalubrité, et ôter les seules branches de commerce sur lesquelles repose la prospérité du pays. Cette suppression serait d'ailleurs contraire aux intérêts du gouvernement et des particuliers, à moins qu'elle ne portât que sur ceux des étangs que nous reconnaissons pouvoir être utiles aux produits agricoles : mais dans ce cas elle devrait être l'ouvrage de la persuasion, du tems, et de la réflexion des cultivateurs sur leurs propres intérêts, à qui la direction doit être confiée, parce qu'elle nécessiterait des bras, des bâtimens, des prés, des bestiaux, et par conséquent de l'argent, chose rare dans un pays où sur-tout les moyens pécunieux dépendent et reposent sur les étangs.

Mais si absolument l'on persistait à attribuer à ces réservoirs tous les maux qui affligent cette portion des humains, et qu'on veuille sans distinction les proscrire, nous pourrions représenter qu'il faudrait aussi renoncer à la fouille des terres, à la navigation, à la perfection des sciences, aux découvertes utiles, etc. parce que dans tous ces cas la vie de quelques personnes pourrait en être abrégée; nous dirions aussi que cette raison ne serait pas suffisante pour autoriser un pays à abandonner sa culture, son commerce, ses arts, ses manufactures, etc. lorsque sur-tout les moyens de remédier aux inconvéniens qu'ils présentent, sont connus, et que l'emploi en est facile, commode et avantageux.

L'assainissement du ci-devant pays de Bresse et Dombes dépend-il du desséchement des marais et de la suppression exclusive des étangs? Obtiendrait-on un résultat avantageux, en se bornant à détruire ceux dont les exhalaisons sont les plus nuisibles? Conviendrait-il aussi d'empêcher la formation de nouveaux étangs, et d'élever les chaussées de ceux déjà existans?

Il est certain que l'assainissement du pays dont nous parlons, dépend particulièrement du desséchement des marais et parties marécageuses de toutes sortes, de l'isolement des routoirs et des fumiers, parce que tous ces foyers putrescens sont infiniment nuisibles aux habitans; quant au mode de l'opérer, il est trop connu pour ne pas nous dispenser de le décrire : nous nous contenterons d'observer que le tems le plus favorable à cette opération, serait la fin de l'automne et l'hiver, comme étant les époques où les développemens gazeux offrent le moins d'inconvéniens, et d'observer pour la première année de culture, les procédés d'assainissement dont nous avons parlé.

Nous observerons aussi que la suppression absolue des étangs deviendrait contraire à l'assainissement désiré, sur-tout si elle portait sur des étangs autres que ceux dont le sol est vaseux, et qui se trouvent placés au vent des villages ; qu'il en serait de même, si l'on empêchait de convertir en étangs tous les terreins marécageux qui ne seraient propres qu'à ce genre de culture, et d'exhausser ou multiplier les chaussées d'étangs trop étendus ou qui perdent leurs eaux, à l'effet d'en conserver le plus possible , et faire d'un étang mal abreuvé, plusieurs qui le seraient davantage. C'est en profitant de cette liberté, que M^r. Guillin déjà cité, a converti en étang un vernay marécageux, qui nuisait aux habitans du voisinage, et qui aujourd'hui ne leur est nullement incommode.

Parmi les autres moyens d'assainissement, nous indiquerons le resserrement des marais qui, par leur situation au-dessus du niveau , ne pourraient être ni desséchés ni convertis en étangs , et ensuite leurs divisions en forme de grilles par des digues sur lesquelles on planterait des bois de prompte venue , et que l'on mettrait en coupes réglées ; ce procédé , tout à la fois salubre et productif , pourrait finir par les combler et les faire disparaître.

Nous désignerons aussi comme mesure très-utile , le creusement de la Reyssouse , celui de la Veyle à son origine , et la nécessité d'espacer davantage les moulins et usines qui se trouvent placés sur ces rivières et sur celles dont nous avons parlé.

Il conviendrait encore de baisser les déchargeoirs , et même les écluses des moulins et des usines , dont l'élévation serait reconnue rendre les prairies qui les avoisinent marécageuses.

Enfin , pratiquer des trouées dans les forêts du Bugey , selon la direction de l'*est* à l'*ouest* , pour faciliter la circulation de l'air. Les maladies qu'on observe dans les communes de Seyvrieux, Reyvrieux , Moussieux et Trevoux , ne dépendraient-elles pas du rapport de position de ces villages avec le marais des Echets , plutôt que de l'odeur de la plante flouve qui ne possède aucune qualité fébrile , à moins que des principes délétères ne s'unissent à l'arôme de cette plante ? Elle croît assez souvent dans les prés , mais plus particulièrement dans les champs de seigle ; elle est de la diandrie de Linnée , et elle porte le nom d'*authoxantum odoratum* , flouve des Bressans ; cette remarque semble encore militer en faveur des étangs. Nous observerons , d'après M^r. Sausset , que les maladies étaient d'autant plus fréquentes dans les communes précitées, que les vents de *sud-est* soufflaient plus constamment en été.

Mais tout avantageux que seraient ces divers moyens d'assainissement, ils demeureraient insuffisans, si on n'y joignait encore ceux par lesquels on doit parvenir à éloigner, corriger et détruire les autres causes existantes d'insalubrité, de maladies et de dépopulation. Nous allons les faire connaître après la question qui suit.

Quelles sont les maladies qui règnent le plus ordinairement dans le ci-devant pays de Bresse et Dombes ? Quelle est l'époque à laquelle elles se manifestent, et quelles en sont en général les causes et le caractère ?

D'après la nature humide du sol de cette contrée, celle de ses productions, celle de ses eaux, et celle de son atmosphère, l'on conçoit que les maladies produites par ces causes, doivent y être familières, telles que les affections catarrhales, rhumatiques et goutteuses, les fièvres asthéniques ou intermittentes, les obstructions, la bouffissure, les hémorragies par dissolution, l'hydropisie, la pulmonie, la cachexie, les affections scorbutiques, les ulcères invétérées des jambes *etc.* ; ces maladies règnent ordinairement en hiver, et souvent elles se manifestent dès la fin de l'automne, et se continuent jusqu'au commencement du printemps. (C'est peut-être ici le cas d'observer qu'il serait facile d'expliquer la décoloration des personnes affectées du scorbut, et les symptômes de cette maladie, en admettant que l'appauvrissement et la décomposition du sang sont dûs à un séjour continuel dans une atmosphère humide et peu oxygénée).

Tandis que les maladies occasionnées par un air vicié de principes gazeux et délétères , par l'altération des eaux superficielles , et par le travail forcé à l'ardeur du soleil, arrivent en été , et se développent souvent plutôt ou plus tard ; telles sont les fièvres angioténiques ou inflammatoires , les méningo-gastriques ou bilieuses , les adéno-méningées ou pituiteuses , les adynamiques ou putrides , vermineuses , de pringle , de prisons , d'hôpitaux *etc.*, enfin celles connues sous le nom de Bressannes.

Ces diverses maladies présentent en outre des caractères qui servent à les distinguer, des signes de saburre et de vers , avec prostration de force et une altération plus ou moins prononcée des fonctions physiques et morales ; la plupart de ces maladies y prennent quelquefois aussi un caractère épidémique et même contagieux.

Nous observerons que les varices, les hernies, et la forme plate des pieds , sont des incommodités assez communes dans ce pays.

Les maladies endémiques qu'éprouvent annuellement les habitans de cette contrée, et leurs faibles constitutions , dépendraient-elles encore d'autres causes que celles dont nous avons déjà parlé ?

Quoique les causes d'insalubrité et de maladies dont nous nous sommes précédemment occupés , soient suffisantes pour déterminer les maux qui affligent les habitans de ce pays , nous avons acquis la certitude qu'il en existe encore une multitude d'autres qui , pour être moins frappantes , n'en sont pas moins actives , et ne contribuent pas moins aussi aux maladies et à la dépopulation de cette contrée.

Ces causes qui sont très-multipliées, se trouvent particulièrement dans l'incurie de l'habitant de la campagne, dans ses alimens et boissons, dans la mauvaise disposition de son logement, dans ses vêtemens, ses mœurs, ses usages, sa malpropreté, le peu de soin de sa santé, ses habitudes; enfin son apathie et son indifférence pour toutes choses, effets sans doute de l'exemple et du malheur.

Nous observons que l'incurie, l'apathie, l'insouciance *etc.* que nous reprochons aux Bressans, ne portent que sur le campagnard qui n'a reçu ni instruction ni éducation, qui n'est jamais ou presque jamais sorti de sa commune ou de son arrondissement; mais tous les autres, sur-tout ceux des villes, sont dans le cas de rivaliser sous tous les rapports avec les Français des autres parties de l'empire.

Quels sont les meilleurs moyens à employer pour prévenir, atténuer et détruire l'insalubrité et la gravité des maladies qui règnent dans le ci-devant pays de Bresse et Dombes? Quels sont ceux d'hygienne et diététiques qui conviennent le mieux aux habitans, et les mesures à prendre pour les leur faire adopter?

Les moyens qui se rapportent à la première proposition, sont sans contredit tous ceux d'assainissement que nous avons proposés, et auxquels nous renvoyons; mais encore les suivans:

1°. Engager l'habitant de cette contrée à rentrer dans son habitation avant le coucher du soleil, et à n'en sortir qu'après la disparition de la rosée; à ne point passer les nuits dehors, et à s'éloigner avec soin du voisinage des marais, parce qu'à ces diverses époques l'abaissement de la température retient dans la région inférieure les émanations malfaisantes qui se sont dégagées de ces foyers putrescens , et exercent plus évidemment leur maligne influence sur les individus qui s'y trouvent exposés ; alors l'odeur infecte qu'ils exhalent, annonce le danger que l'on court en le respirant ; c'est à cette époque aussi et pour les mêmes raisons , qu'il faut tenir les portes et les fenêtres des appartemens fermées ;

2°. A renouveler l'air des chambres en ouvrant les portes et fenêtres correspondantes; en faisant des feux , sur-tout dans les tems humides, non pour détruire les substances gazeuses parce que ce procédé est insuffisant , mais bien pour dilater l'air , le mettre en mouvement, et le déplacer ; enfin employer les fumigations avec l'acide muriatique oxygéné , à l'effet de détruire les miasmes nuisibles , et de désinfecter l'air enfermé dans les appartemens ; cette mesure doit particulièrement être employée lorsqu'il s'y trouve des malades , et aux époques où les émanations gazeuses se font sentir ;

3°. A augmenter le nombre de ses collaborateurs , pour ne pas forcer le travail à l'ardeur du soleil ; et à l'exemple des habitans du midi , observer quelques heures de repos pendant la plus forte chaleur du jour. Ce procédé nous a réussi en Bresse, et nous avons remarqué que la reprise active des travaux réparait aisément le tems employé au délassement;

4°. A tenir son habitation plus propre , à avoir la même attention pour sa personne, qu'une crasse insalubre recouvre souvent, dispose aux maladies, et paralyse les efforts que la nature fait pour se

débarrasser par la transpiration, d'humeurs mor-
bifères. Il devrait avoir la même attention pour
ses vêtemens qui, en général, devraient être
chauds, de laine même, et cependant, autant
que possible, relatifs au travail et au tems; il
conviendrait aussi qu'il en eût pour changer
lorsque celui qui le couvre se trouve mouillé :
c'est particulièrement au sexe à avoir cette attention, faute de quoi il est sujet à bien des maladies; nous observons qu'il ne devient nubile qu'à
dix-huit ou vingt ans. Le Bressan devrait aussi
s'occuper davantage de sa santé qu'il ne le fait
lorsqu'il est malade, et ne pas prodiguer à son
bétail ce qu'il se refuse, ainsi qu'à tout ce qui
devrait l'intéresser le plus;

5°. L'inviter à s'occuper de son instruction,
afin qu'il puisse connaître et raisonner ses intérêts ; à se livrer à des exercices capables de
distraire et l'égayer, sur-tout à celui de la danse
qui récrée l'imagination, active la fibre, et dispose au plaisir; ce genre de gymnastique est
reconnu si utile aux gens de mer, que tous les
soirs on fait danser les matelots au son des ins-
trumens. Il faudrait aussi qu'il préférât des al-
liances hors de son pays, et ne contractât des
mariages qu'avec des personnes robustes et saines,
préférablement à celles de sa commune, dont
la faible constitution ne peut promettre que des
êtres délicats et débiles ; il convient encore qu'il
se rende plus communicatif, qu'à cet effet il rap-
proche son habitation de celle de son voisin, afin
de le visiter fréquemment. Nous observerons que
cette mesure devrait être de rigueur pour ces
hommes connus sous le nom de *chambriers*, dont

ce pays se trouve en quelque sorte couvert depuis la révolution. Ces hommes, dis-je, semblent n'éloigner leur cabane du noyau des communes, que pour se soustraire à la surveillance de l'autorité, porter plus impunément la faux et la hache dans la propriété d'autrui, et se rendre en quelque sorte plus redoutable et dangereux;

6°. Engager enfin les pères d'enfans valétudinaires à les faire élever dans les pays où la nature des alimens et de l'air seraient plus propres à leur procurer une constitution avantageuse, qui les mettrait à même de résister aux influences du climat qui les aurait vu naître. L'expérience sur ce fait se trouvant d'accord avec le principe, le conseil devrait être suivi; on pourrait même le considérer comme une mesure d'humanité et d'état, puisqu'il tend à prolonger la vie et la durée des services. Il est aussi d'observation que le meilleur moyen de faire disparaître les affections chroniques des Bressans, et de fortifier leur constitution, serait de les sortir de leur pays, et de les faire voyager; mais la nature des travaux, la rareté des bras, les mœurs et usages, sur-tout l'empire de l'habitude, pourraient bien apporter obstacle à l'emploi des moyens proposés.

Quant aux moyens diététiques que le Bressan devrait aussi adopter, ils consisteraient :

1°. A substituer aux gaufres dont il fait sa principale nourriture, un pain nourrissant, composé de partie égale de froment et de seigle, avec addition d'un sixième d'orge et de maïs blanc; un pain ainsi formé serait plus savoureux et plus nourrissant, et garantirait l'homme de cet état de faiblesse qu'il éprouve lorsqu'il travaille ayant l'estomac dans un état de vacuité;

2°. A boire ordinairement pendant le cours de ses travaux les plus pénibles, du vin à ses repas, et dans leur intervalle user de quelques liqueurs fermentées, comme celle du marc-de-raisin, la bière, le vin de genièvre, de pommes, de poires, de sorbes, l'eau acidulée *etc.* en place d'eau superficielle, puisée dans les mares, les fossés *etc.*, parce qu'elles contiennent des parties nuisibles qui débilitent, provoquent aux sueurs, et disposent aux maladies : voir ce que nous en avons dit. En conséquence, le Bressan devrait cultiver de la vigne, des pommiers, poiriers et sorbiers, dans la proportion seulement de sa consommation annuelle. Nous observerons en passant, que la sorbe était un fruit si nécessaire aux Bressans, qu'ils avaient grand soin jadis d'élever et entretenir un ou deux sorbiers par chaque corps de ferme.

Il se trouverait bien aussi, pendant les chaleurs, de prendre avant le diner et même le souper, une verrée de vin rendu amer par le quinquina ou des amères indigènes. Ce fut par cette précaution, en l'an 4 et 5, que l'armée d'Italie fut en grande partie garantie des maladies inséparables des fatigues de la guerre, réunies au voisinage des marais.

Il pourrait aussi en hiver, sur-tout dans les tems humides et froids, employer en guise de café, de la racine grillée de chicorée, réduite en poudre ; et à l'exemple des peuples des pays aquatiques, assaisonner et aromatiser leurs mets, boire quelque peu d'eau-de-vie de genièvre, faire usage du thé et même de la pipe.

Quant aux moyens de faire adopter aux Bressans toutes les mesures de santé que nous venons de leur proposer, nous n'en connaissons pas de meilleur, que d'engager les propriétaires à le raisonner, et à lui faire connaître ses vrais intérêts par l'exemple, seul et unique moyen de le persuader et le convaincre.

D'après tout ce que nous venons d'exposer, il est évident que le concours des moyens d'assainissement avec ceux d'hygiène et diététiques, doivent, sinon détruire en totalité, du moins fortement diminuer les maladies endémiques de cette contrée, et rendre leurs caractères moins intenses et moins fâcheux. L'on peut aussi s'en promettre une augmentation dans la population, les moyens industriels et le commerce, ainsi que cette perfection dans les travaux agricoles, qui nécessairement en multiplierait les produits; enfin cette prospérité, objet de nos désirs, et qui fait le sujet de nos sollicitudes.

RÉSUMÉ GÉNÉRAL.

Nous venons de donner le précis de la topographie du ci-devant pays de Bresse et Dombes; d'exposer que l'insalubrité, qui est une des principales causes des maladies et de la dépopulation, dépendait particulièrement des marais de toute sorte, ainsi que des étangs vaseux qu'il contient; que la mauvaise qualité des eaux, l'insalubrité des habitations, la nourriture des habitans, leurs vêtemens, leurs habitudes, etc. ainsi que le manque de bras et le travail forcé au soleil, pendant les plus fortes chaleurs, contribuaient aussi à tout ce qu'ils y éprouvent de fâcheux. Nous avons expliqué les effets de ces diverses causes , soit qu'elles agissent séparément ou ensemble, nous avons fait connaître les moyens d'y remédier, et indiqué ceux à prendre pour obtenir un résultat heureux. Enfin, nous avons présenté les mesures par lesquelles on pourrait faciliter les communications, faire naître l'industrie, accroître le commerce et en multiplier les branches.

C'est au Gouvernement, à ce Gouvernement régénérateur et bienfaisant, qu'il appartient de seconder les vœux que nous formons pour la prospérité du pays et le bonheur de nos concitoyens, en répandant ses bienfaits sur cette classe intéressante du peuple français. C'est aux magistrats à prévenir l'attention du Gouvernement, et à stimuler les habitans de ce pays, pour les sortir de cette incurie qui leur permet à peine de sentir leur infortune. C'est à tous les amis de l'humanité et de l'agriculture à se réunir, pour nous aider dans notre travail, nous éclairer de leurs lumières, et chercher avec nous, s'il est d'autres moyens d'arriver plutôt et plus facilement à notre but.

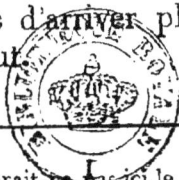

---

(1) *Pag.* 23. Ne serait-ce pas ici le cas de rapporter la réponse que firent les administrateurs de Metz aux commissaires du comité d'agriculture ! « Faites dessécher, dirent ces administra-
» teurs, les marais de Scille, aux bords desquels la fièvre et la
» langueur consument les habitans, plutôt que l'étang de *l'Indre*
» auprès duquel le village de Tarquinpol n'éprouve aucune ma-
» ladie locale ».